Frische Frucht- und Gemüsesäfte für mehr Vitalität

30 gesunde Rezepte zum Abnehmen, Entgiften und Fasten

Johanna Sommer

D1918441

2. geänderte Auflage

ISBN: 149958105X
ISBN-13: 978-1499581058

Inhaltsverzeichnis

Wieso schreibe ich dieses Buch

Säfte können einen ganz entscheidenden Beitrag dazu leisten, die täglich erforderliche Menge an Vitalstoffen, Vitaminen und Enzymen zu sich zu nehmen. Ohne großen Zeitaufwand lassen sich daraus leckere Vitaminbomben zubereiten, deren positiven Effekt man schon bald spürt. In diesem Buch finden Sie eine umfangreiche Anleitung mit Informationen zur Entgiftung, zum Abnehmen oder für spezielle Gruppen wie Sportler, Kinder und Diabetiker.

Abgeschlagenheit, mangelnde Vitalität, Probleme mit Haut und Haar sowie Übergewicht gehören zu den Zivilisationskrankheiten, die sich häufig auf eine falsche Ernährung zurückführen lassen.

Auf diese Problematik stoße ich tagtäglich bei der Behandlung meiner Patienten. In meiner täglichen Arbeit habe ich daher spezielle Säfte aus Obst und Gemüse entwickelt, deren Zubereitung jeder ganz einfach in seinen Tagesablauf integrieren kann. Die Folgen: mehr Vitalität, weniger Müdigkeit, bessere Haut.

Keine Sorge, die Ernährung zu ändern ist kein unmögliches Unterfangen – und schon gar kein zeitraubendes. Frische Säfte sind in Minutenschnelle zubereitet und schmecken jeden Tag aufs Neue einfach lecker.

Mit den vielseitigen Saft-Rezepten und Ideen in diesem Buch können auch Sie das Saften als Ihre Methode zu einem gesünderen, vitaleren Leben entdecken. Ich wünsche Ihnen viel Spaß dabei!

WIESO SIE DIESES BUCH LESEN SOLLTEN

Es gibt viele Gründe für das Saften und alle haben eines gemeinsam: Frisch gepresste Säfte liefern das Beste aus Obst und Gemüse. Ganz gleich, aus welchem Grund Sie sich für Säfte interessieren, ob zum Abnehmen oder Entschlacken, als Bereicherung für den eigenen Speiseplan oder um Ihrem Kind das leidige Obst und Gemüse schmackhafter zu machen, Sie finden in diesem Buch sowohl Hintergrundinformationen als auch praktische Tipps rund um das Saften.

Wer mit Säften abnehmen möchte, erfährt, wie es geht und was man zu erwarten hat. Möglichkeiten zur Entgiftung, die das Saften bietet, werden eingehend beschrieben, sowie die positiven Auswirkungen von Obst- und Gemüsesäften auf Verdauung und Stoffwechsel. Keine Sorge, ich verspreche Ihnen dabei keine Wunder oder beschreibe zweifelhafte Methoden, die in wenigen Tagen viele Kilos zum Schmelzen bringen. Das ist auch mit Säften nicht auf gesunde Art und Weise möglich und schon gar nicht dauerhaft. Warum das so ist, können Sie im Kapitel „Saften zum Abnehmen" nachlesen.

Wenn Sie also auf der Suche nach einer Möglichkeit sind, wie Sie mit Hilfe von Säften gesünder leben und langfristig abnehmen können und das auf äußerst leckere und schmackhafte Art, dann ist dieses Buch genau das Richtige für Sie.

1. WIESO EIGENTLICH SÄFTE

Säfte werden aus Obst und Gemüse hergestellt. Wieso sollte man dieses zu Saft verarbeiten, statt es einfach zu essen? Gehen dabei nicht wichtige Inhaltsstoffe verloren?

Frischkost wie Obst und Gemüse steckt voller Vitalstoffe, die Körper und Zellen mit allen notwendigen Nährstoffen versorgen und schützend oder sogar verjüngend auf Zellen und Gewebe wirken. Bei den meisten normalen Zubereitungsarten gehen jedoch einige der wertvollen Nährstoffe in frischem Obst und Gemüse verloren. Durch Erhitzen werden Vitamine zerstört und die in den Nahrungsmitteln enthaltenen Enzyme verändert. Dadurch stehen diese dem Körper nicht mehr zur Verfügung.

Genau an diesem Punkt setzt das Saften an: Sämtliche Vitalstoffe aus den Lebensmitteln bleiben erhalten, sie sind sogar besonders leicht verfügbar. Darüber hinaus sind frisch zubereitete Säfte aus frischem Obst und Gemüse auch noch überaus lecker und vielseitig. Wer jeden Tag saftet, kann also einen ganz entscheidenden Beitrag für die eigene Gesundheit leisten. Denn jeder einzelne Saft ist eine geballte Ladung an Vitalstoffen, die unser Körper heute angesichts allgegenwärtiger Umweltgifte mehr braucht denn je.

Einzige Ausnahme sind zunächst die Ballaststoffe. Entsaften trennt den im Obst und Gemüse enthaltenen Saft von den festen Bestandteilen, den Ballaststoffen.

Man nimmt weniger Ballaststoffe aus dem ausgepressten Obst und Gemüse zu sich, wenn man nur den Saft trinkt und das Fruchtfleisch heraussiebt. In der Praxis lässt sich dies Problem jedoch leicht lösen: zum einen lässt sich das Fruchtfleisch der meisten Obst- und Gemüsesorten getrennt vom Saft bestens verwenden, sehen Sie dazu Kapitel 6 „Verwertung von Fruchtfleisch und Mark“. Zum anderen liegt der entscheidende Vorteil des Saftens eben gerade darin, Saft und Fruchtfleisch zu trennen: sämtliche wasserlöslichen Vitamine, Enzyme und Mineralien sind im Saft gelöst. Frisch gepresster Saft ist die beste

Möglichkeit, dem Körper diese wichtigen Stoffe zuzuführen - im Unterschied zu Fertigsäften, die meist aus Konzentraten hergestellt werden, wodurch Enzyme und Vitamine zum Teil verlorengehen.

Durch das Entsaften nehmen wir dem Körper einiges an Verdauungsarbeit ab: Der Körper kann die im Saft enthaltenen Vitalstoffe deutlich besser aufnehmen, da sie bereits aufgeschlossen sind. Gerade die Ballaststoffe sind es, die – wenn auch wichtig für eine geregelte Verdauung – dem Körper das Aufschließen der Nährstoffe erschweren: Ballaststoffe heißen deshalb *Ballast*stoffe, weil sie weitgehend unverdaulich sind. Dadurch geht je nach Verdauungstätigkeit, Gesundheit und Stoffwechsel ein gewisser Prozentsatz der in den Früchten und Gemüsen enthaltenen Vitamine und weiteren Nährstoffe verloren. Dies gilt umso mehr, wenn die Nahrung nur unzureichend zerkaut wird. Nicht so aber beim Saften. Hier liegen die Nährstoffe quasi pur vor und können fast vollständig von der Darmwand absorbiert werden.

Abgesehen von den Vorteilen für die Gesundheit schmecken gemischte Frucht- und Gemüsesäfte ganz hervorragend und bieten viele Möglichkeiten für immer neue, leckere Kombinationen. Kämen Sie auf die Idee, eine Salatgurke mit Erdbeeren oder Bananen mit Spinat und Fenchel anzurichten? Eher nicht, oder? Unser Geschmacksempfinden kann die Auswahl der Obst- und Gemüsesorten, die wir tagtäglich verzehren, ganz schön einschränken. Nicht so aber beim Saft. Säfte lassen sich in allen nur erdenklichen Kombinationen immer neu kombinieren und bieten eine unermessliche Geschmacksvielfalt. Und genau darin liegt einer der ganz großen Vorteile des Saftens. Wenn es um die Auswahl frischer Nahrungsmittel geht, gilt immer: je vielseitiger und bunter, desto besser. Je mehr Vielfalt und verschiedene Sorten wir konsumieren, desto höher ist die Wahrscheinlichkeit, wirklich alle Nährstoffbedürfnisse unseres Körpers abzudecken. Dazu müssen Sie sich aber ab heute nicht mehr zwingen, den ungeliebten Spinat, Kohl oder Rote Beete zu essen. Diese Gemüsesorten lassen sich problemlos in leckeren Säften kombinieren, die nicht nur unglaublich lecker sind, sondern zudem auch noch sehr gesund. Vorbei ist die Quälerei auf dem Teller, stecken Sie das Gemüse einfach zusammen mit frischem Obst in den Entsafter und fertig ist eine leckere Kombination, die auch Ihnen schmecken wird. Im Rezeptteil finden Sie zahlreiche Anregungen für jeden Geschmack – und schon bald werden Sie Ihre eigenen Kombinationen ausprobieren können und sind auf dem besten Weg, die unermessliche Geschmacksvielfalt der Säfte zu entdecken.

Auf den folgenden Seiten können Sie entdecken, welche Möglichkeiten das Saften bietet und wie Sie mit möglichst geringem Aufwand einen hohen Nutzen aus Ihrer Frischkost ziehen können.

Saften zum Abnehmen

Dieses Kapitel behandelt sicherlich etwas, das viele Leser beschäftigt: Kann man mit Säften gesund abnehmen? Säfte können einen großen Beitrag dazu leisten, die lästigen Kilos endlich loszuwerden. Um Säfte zum Abnehmen zu nutzen, gibt es grob gesagt zwei Möglichkeiten: das Saftfasten oder die sogenannten Safttage, die regelmäßig über einen längeren Zeitraum hinweg eingelegt werden. Sinn und Zweck der beiden Varianten sind im Grunde gleich: Entlastung des Verdauungssystems und des Stoffwechsels, sodass Kalorien aus der Nahrung wieder besser in Energie umgewandelt werden und nicht als Fett angesetzt werden. Durch den hohen Zuckergehalt eignen sich viele Fruchtsäfte nur bedingt zum Abnehmen. Hier spielen eher Gemüsesäfte eine Rolle, die für einen angenehmeren Geschmack jedoch durchaus mit etwas Obst angereichert werden können. Ausnahmen sind zuckerarme Früchte wie Zitronen und Grapefruit sowie viele Beerenfrüchte, die den Blutzuckerspiegel regulieren, die Lebertätigkeit anregen und damit aktiv zur Fettverbrennung beitragen.

Saftfasten: ist eine bekannte und bewährte Methode zum Abnehmen. Eine Saftfastenkur besteht aus drei bis zu sieben Tagen oder mehr, in welchen nichts weiter als flüssige Nahrung in Form von Säften und – je nach Kur – klaren Gemüsesuppen konsumiert wird. Dies bedeutet eine Pause für die Verdauungsorgane, die für die Dauer der Kur keine feste Nahrung verarbeiten müssen. Durch den hohen Flüssigkeitszufuhr und die in Früchten und Gemüse reichlich vorhandenen Enzyme können Schlacken und Giftstoffe aus den Zellen transportiert werden. Gerade die Leber ist bei unserer modernen Ernährung oftmals überlastet. Gesättigte tierische Fette und Trans-Fette (hydrogenierte Fette) belasten die Leber und führen nach und nach dazu, dass die Fettverbrennung nicht mehr richtig funktioniert. Durch eine gezielte Reinigung mit speziellen Säften in Verbindung mit Kräutertees kann die Lebertätigkeit wieder angeregt werden, sodass Stoffwechsel und Fettverbrennung wieder besser funktionieren – der eigentliche Schlüssel zum Abnehmen. Als bewährter Zeitraum für eine Saftfastenkur haben sich 3 bis 5 Tage durchgesetzt.

Safttage: einzelne Safttage bieten ähnliche Vorteile wie das oben beschriebene Saftfasten. Dabei wird nur einen Tag lang ausschließlich Saft konsumiert, vorher und danach wird weiterhin wie gewohnt gegessen. Die Wirkung tritt aufgrund der begrenzten Dauer langsamer ein. Safttage sind jedoch leichter durchzuhalten und eignen sich daher auch für Personen, die aus gesundheitlichen oder anderen Gründen keine Fastenkur durchführen wollen oder können. Langfristig tragen Safttage aber ebenso dazu bei, den Körper zu entgiften und den Stoffwechsel anzuregen. Safttage können zum Beispiel einmal pro Woche oder zweimal pro Monat eingelegt werden.

Allgemein gilt für beide Arten des Saftens zum Abnehmen: sicherlich nimmt man beim Saftfasten auch ab – je nach Dauer der Kur sogar mehrere Kilo. Dabei handelt es sich jedoch nicht nur um abgebautes Fett, sondern vorwiegend um ausgeschiedenes Wasser aus dem Gewebe. Durch die zugeführte Flüssigkeit werden Salze und Giftstoffe gelöst, wodurch auch gespeichertes Wasser vermehrt ausgeschieden werden kann. Der wichtigste Effekt der Saftkur ist vor allem eine Entschlackung (siehe nächstes Kapitel) und Anregung der Fettverbrennung, die man durch bestimmte Säfte zusätzlich anregen kann. Daher eignet sie sich hervorragend als Einstieg in eine längerfristige Diät oder Ernährungsumstellung, bei der selbstverständlich auch Säfte ihren Platz haben. Denn eines stellen Sie nach einer Saftkur mit Sicherheit fest: Natürliche Nahrung schmeckt auf einmal um einiges besser – nutzen Sie dieses „Zurücksetzen“ Ihres Geschmacksempfindens als Einstieg in eine gesündere Ernährungsweise!

Warnhinweis: Da bei einer Saftfastenkur über mehrere Tage hinweg keinerlei feste Nahrung verzehrt wird, sollte man vor allem vor einer längeren Kur immer zuvor den eigenen Gesundheitszustand ärztlich abklären lassen und die Kur gegebenenfalls unter ärztlicher Aufsicht durchführen.

Saften zur allgemeinen Ernährungsergänzung

Möglicherweise geht es Ihnen gar nicht ums Abnehmen, sondern Sie suchen nur nach Wegen, sich auf einfache Art gesünder zu ernähren. Dann ist Saften eine hervorragende Möglichkeit, jeden Tag mehr gesundes, frisches Obst und Gemüse zu sich zu nehmen, ohne dafür einen großen Aufwand betreiben zu müssen. Jeder frisch gepresste Saft ist ein gesundes Vitaminpaket und nahezu ein Jungbrunnen für die Zellen. Die antioxidativen Eigenschaften aus Früchten, die Mineralstoffe aus Obst und Gemüse und alle weiteren wertvollen pflanzlichen Inhaltsstoffe lassen sich so optimal nutzen. Säfte sind eine optimale Möglichkeit, zu jeder Mahlzeit, und auch zwischendurch, reichlich Vitalstoffe aus Obst und Gemüse zu sich zu nehmen – auch und gerade dann, wenn man kein Salat- oder Rohkostfreak ist. Sogar kleinere gesundheitliche Anliegen wie Verstopfung oder so manches Hautproblem lassen sich mit Hilfe von Säften angehen. Im Rezeptteil finden Sie hierzu viele konkrete Vorschläge für entsprechende Saftkombinationen.

Saftfasten und Entgiften

Ein wichtiger Beweggrund für das Saften ist oftmals die Möglichkeit, den Körper effizient zu entgiften, d.h. Magen, Darm, Leber und Körperzellen von Schadstoffen und Schlacken zu befreien. Auch diese Art des Fastens lässt sich entweder als zusammenhängende Kur oder aber mit einzelnen zwischengeschalteten Safttagen durchführen – beachten Sie dazu die Hinweise, die bereits im Abschnitt „Saften zum Abnehmen“ erwähnt wurden.

Was kann man sich vom Saften zum Entgiften versprechen?

Weniger Müdigkeit: Das Saften reinigt zum einen den Körper und versorgt ihn zum anderen mit allen notwendigen Mineralien und Vitaminen sowie wertvollen Antioxidantien. Die Zellen können so richtig auftanken, wodurch man sich vitaler und fitter fühlt, morgens leichter aus dem Bett kommt und tagsüber leistungsfähiger ist.

Besserung von Hautproblemen: Da die Haut unser größtes Entgiftungsorgan ist, machen sich eine ungesunde Lebensweise und Ernährung hier sofort bemerkbar. Saftkuren können zu einer reineren, strafferen Haut beitragen, indem die Ausscheidungsorgane Leber und Nieren unterstützt und Giftstoffe aus dem Körper transportiert werden.

Besserung von Verdauungsbeschwerden: Wenn Sie häufiger unter Verstopfung und/oder Blähungen leiden, kann eine Saftkur genau das Richtige sein. Magen und Darm werden gereinigt und können sich erholen. Im Rezeptteil finden Sie spezielle Magen-Darm-Saftmischungen.

Spezielle Zwecke: Ob bessere Konzentrationsfähigkeit, schöneres Haar oder weniger müde Augen – für viele Zwecke gibt es spezielle Saftmischungen, um bestimmte Körperfunktionen zu unterstützen. Auch hierzu finden Sie einige Rezepte im Rezeptteil.

Saften für Sportler

Wer viel Sport treibt ist besonders auf körperliche Leistungsfähigkeit und Vitalität angewiesen. Durch frische Obst- und Gemüsesäfte können Sie mehr Energie und damit mehr Spaß und eine bessere Performance erwarten, besonders bei Ausdauersportarten. Kalium, Magnesium, Kupfer und andere für eine reibungslose und effektive Muskelfunktion wichtige Mineralien können Sie in konzentrierter Form aus Säften gewinnen. Damit können Sie durch das Saften einen entscheidenden Beitrag zu Ihrem aktiven Lebensstil leisten und sich noch fitter und leistungsfähiger fühlen.

Saften für Berufstätige

Hat tägliches Kochen in Ihrem Tagesablauf so gar keinen Platz, aber Sie möchten sich trotzdem möglichst frisch und gesund ernähren? Dann ist Saften ideal. Ein Saft ist im Nu zubereitet, versorgt den Körper mit Nährstoffen und Vitaminen, kann eine ganze Mahlzeit ersetzen oder ergibt eine leckere, gesunde Zwischenmahlzeit. Wer viel Stress hat und im Alltag gefordert ist, hat einen erhöhten Bedarf an Vitamin C und anderen Antioxidantien sowie vielen Mineralstoffen. Diese können Sie Ihrem Körper völlig natürlich mithilfe von Säften zuführen – und ist Saft auch noch im Nu zubereitet. Ein Grund, warum Saften immer beliebter wird, ist seine Zweckmäßigkeit in unserer immer schnelllebigeren Welt. Gerade berufstätige Menschen finden kaum Zeit, um sich um eine gesunde Ernährung kümmern zu können. Andererseits sind Vitalstoffe gerade in Zeiten von vermehrtem Stress und hoher Belastung nötig. Schnell frisch gepresste und getrunkene Säfte finden daher einen geradezu idealen Platz im Berufsalltag. Im Kapitel Aufbewahrung finden Sie sogar Tipps, wie Sie manche Säfte auf Vorrat pressen und so noch mehr Zeit sparen können.

Saften für Kinder

Darüber, was gutes Essen ist, scheiden sich bei Eltern und ihren Kindern nur sehr oft die Geister. Kinder mögen es möglichst süß und möglichst bunt, und Nahrungsmittel mit starkem Eigengeschmack sind ihnen höchst suspekt, besonders wenn es um Gemüse geht – nicht gerade gute Voraussetzungen für die Auswahl gesunder Lebensmittel. Hinzu kommt, dass Kinder noch viel empfindlichere Geschmacksnerven als Erwachsene haben und daher viele Sachen einfach nicht mögen. Die Mischung von Frucht- mit Gemüsesäften ermöglicht es Ihnen, Ihre Kinder langsam auch an andere Aromen zu gewöhnen.

Denn im Saft kann man unbeliebtere Gemüsesorten ganz einfach *verstecken*, indem man sie mit süßen Früchten mischt. So können Sie die Gewissheit haben, dass Ihr Kind alles bekommt, was es braucht. Dabei schmecken die Säfte ausgesprochen lecker und sehen auch noch optisch ansprechend aus, besonders wenn man Obstsorten mit kräftigen Farben benutzt wie etwa frische Beeren. Vielleicht möchte Ihr Kind ja sogar selbst mit verschiedenen Obst- und Gemüsesorten experimentieren. Das Schöne am Saften ist ja gerade, dass der Fantasie kaum Grenzen gesetzt werden. Lassen Sie sich im Rezeptteil von der großen Auswahl gemischter Obst- und Gemüsesäfte inspirieren.

2. Durch Saft zu mehr Vitalität

Um den Körper mit ausreichend Vitaminen, Enzymen, Antioxidantien und Mineralstoffen zu versorgen, empfehlen viele Ernährungsexperten ganze acht Portionen Obst und Gemüse am Tag. Das bedeutet zum Beispiel zwei Äpfel, eine Zucchini, eine Banane, zwei Tomaten, eine Paprika, eine Portion Kohl oder eine Portion Spinat, zwei Orangen, einen Apfel, eine Banane, eine Tomate, eine Stange Lauch und eine Portion Kopfsalat. Ganz schön viel, denken Sie? Um den Bedarf an wichtigen Nährstoffen zu stillen und Mangelerscheinungen vorzubeugen, ist eine große Menge an Obst und Gemüse jedoch wichtig. Diese Mangelerscheinungen können sich in Verdauungsproblemen, Müdigkeit, Konzentrationsstörungen, schlechter Haut und anderen negativen Begleiterscheinungen äußern.

Hier kann Saft für viele Menschen die lang ersehnte Lösung sein. Denken Sie nur daran, wie viele Orangen oder Äpfel in ein Glas Saft passen – die Nährstoffe all dieser Früchte nehmen Sie in einem Glas auf. Und das wesentlich bequemer, als vier Orangen, sechs Äpfel oder drei Salatgurken auf einmal zu essen.

Mineralien und Vitamine: Jungbrunnen für den Körper

Verschiedene Früchte und Gemüsesorten liefern unterschiedliche Nährstoffe. Daher wäre es ideal, täglich möglichst bunt gemischte Sorten zu sich zu nehmen. Dabei ist *bunt* ganz wörtlich gemeint, denn verschiedene Mineralien und Vitamine finden sich in unterschiedlich gefärbten Früchten und Gemüsesorten. Gelbe, orangefarbene und rote Gemüse enthalten zum Beispiel besonders viel Beta-Karotin, dunkelgrüne Gemüse viel Eisen, rote und dunkelblaue Beeren oder andere rote Früchte stecken voller wichtiger Antioxidantien. All diese Dinge lassen sich zu leckeren Säften mischen, sodass man in den Genuss der verschiedensten Nährstoffe kommt – und das ganz ohne aufwendige und zeitraubende Zubereitungsarten.

MAG ICH NICHT: SCHNEE VON GESTERN

Da beim Saftpressen die verschiedenen Aromen von Früchten und Gemüse miteinander kombiniert werden können, lassen sich weniger schmackhafte Sorten ganz einfach hinter süßen, leckeren Früchten mit starkem Eigenaroma verstecken. Mangos, Beeren, Ananas und alle anderen aromatischen Früchte eignen sich dazu hervorragend. Im Rezeptteil finden Sie viele praktische Anregungen, wie Sie Früchte und Gemüse geschmacklich kombinieren können, um den bestmöglichen Nutzen aus den Säften zu ziehen.

3. Saisonbedingte Empfehlungen für Früchte und Gemüse

Wer auf gesunde Ernährung Wert legt, sollte sich auch ein paar Gedanken über die Herkunft der Lebensmittel machen. Sicherlich sind wir heute dank moderner Anbaumethoden und Logistik daran gewöhnt, fast alle Lebensmittel das ganze Jahr über zur Verfügung zu haben – gesund ist das allerdings nicht. Vielfach müssen Lebensmittel über weite Strecken transportiert werden, um im Supermarkt und auf unserem Tisch zu landen. Dazu werden sie noch vor der Reife geerntet, wodurch sie deutlich weniger Nährstoffe enthalten als voll ausgereiftes Gemüse. Zum anderen sind solche weit gereisten Lebensmittel nicht selten stark mit Chemikalien belastet, die den Reifeprozess auf dem Transport anregen und die geerntete Ware vor dem Verfall schützen sollen. Wer auf Saisonware zurückgreift, führt seinem Körper damit deutlich weniger Schadstoffe und gleichzeitig mehr Vitalstoffe zu.

Frühjahr und Sommer

Folgende Früchte und Gemüse sind in der Frühlings- und Sommersaison von April bis Ende September reif:

- Pfirsiche
- Aprikosen
- Erdbeeren
- Himbeeren und andere Beeren
- Wassermelonen
- Honigmelonen
- Nektarinen
- Tomaten
- Mangos
- Ananas
- Salatgurken
- Pflaumen

HERBST UND WINTER

In der Herbst-Wintersaison von Oktober bis Ende März reifen folgende Früchte und Gemüsesorten:

- Äpfel
- Birnen
- Orangen
- Rote Beete
- Sellerie
- Karotten
- Brokkoli
- Fenchel
- Kiwi
- Granatäpfel

Bei manchen Sorten überschneiden sich die Jahreszeiten, sodass sie nahezu ganzjährig zur Verfügung stehen. Dies gilt vor allem für Äpfel, Birnen und Südfrüchte wie Mango, Banane und Ananas. Wer bei einheimischen Obst- und Gemüsesorten auf Herkunft und Anbau achtet, kauft automatisch saisongerechte und damit vitaminreiche Produkte.

4. SÄFTE RICHTIG LAGERN

Konzentrierte Nährstoffe aus Obst und Gemüse möglichst frisch zu genießen, ist eigentlich der größte Vorteil des Saftens, aber für begrenzte Zeit ist es auch möglich, den Saft auf Vorrat zu pressen und aufzubewahren. Im Kühlschrank gelagert halten sich die meisten frisch gepressten Säfte zumindest bis zum nächsten Tag, durch ein paar Tricks kann man die Haltbarkeit jedoch noch verlängern. Ideal ist es zwar, den Saft direkt vor dem Verzehr zu pressen, bei einem Alltag voller Termine kann selbst gepresster und kühl gelagerter Saft jedoch ein perfekter Kompromiss sein, auf den man jederzeit einfach zugreifen kann.

Auch entsteht durch das Mischen verschiedener Obst- und Gemüsesorten schnell eine relativ große Menge Saft, die man nicht immer auf einmal verbrauchen kann. Vor allem für kleine Haushalte bietet es sich daher an, nicht täglich, sondern etwa alle zwei Tage zu entsaften und den Saft bis zum Verzehr im Kühlschrank aufzuheben.

LAGERUNG IM KÜHLSCHRANK

Im Alltag ist es oft nicht möglich, tatsächlich jeden Tag zu entsaften, daher muss man des Öfteren auf Lagerung im Kühlschrank zurückgreifen, wenn man jeden Tag selbst gepressten Saft genießen will. Die Kälte verlangsamt den Abbau der Vitamine und Enzyme, wodurch der Saft länger frisch und die wertvollen Nährstoffe erhalten bleiben. Damit Vitamine und Enzyme aus dem Saft sich nicht zersetzen, sollte zur Lagerung bestimmte Saftsorten sofort nach dem Auspressen abgefüllt und in den Kühlschrank gestellt werden. Das bedeutet: Lassen Sie den Saft nicht für längere Zeit außerhalb des Kühlschranks stehen, sondern füllen Sie ihn am besten sofort in ein geeignetes Gefäß ab und bewahren ihn bis zum Verzehr gekühlt auf.

Gefäße

Zur Lagerung von Saft eignet sich am besten ein Glaskrug oder ähnliches Glasgefäß mit gut passendem Deckel und einem ausreichenden Fassungsvermögen, 1,5 Liter sind eine für die meisten Zwecke gut geeignete Größe. Viele Hersteller bieten spezielle Krüge und Kannen für die Kühlschranktür an, die besonders wenig Platz wegnehmen. Achten Sie gegebenenfalls auch darauf, dass sowohl Krug als auch Deckel spülmaschinenfest sind, um eine einfache Reinigung zu ermöglichen.

Tipps und Tricks zur Lagerung

Am besten lassen sich Säfte lagern, die über einen relativ hohen Säuregehalt verfügen: In diesem Milieu können sich Bakterien weniger leicht ansiedeln und durch die Säure werden wichtige Inhaltsstoffe vor dem Zerfall geschützt. Ein Trick, um Säfte haltbar zu machen, die keine oder kaum Säure enthalten – wie etwa die meisten Gemüsesäfte – ist Zugabe von ein paar Teelöffeln Zitronensaft oder Grapefruitsaft. Die geschmackliche Veränderung durch die säuerlichen Zitrusfrüchte schmeckt meist sogar angenehm, wer möchte, kann sie jedoch durch Zugabe von Saft einiger süßer Früchte ausgleichen, dazu eignen sich zum Beispiel Beeren oder Banane.

5. Der richtige Entsafter

Zum Entsaften benötigt man das passende Gerät. Beim Kauf eines Entsafters kommt es auf verschiedene Punkte an, die ich im Folgenden kurz darstellen will:

Die Leistung: Um Obst und Gemüse möglichst effektiv zu entsaften, braucht das Gerät einen leistungsstarken Motor. Hochwertige Geräte pressen dadurch so viel Saft aus, dass der zurückbleibende Trester fast trocken oder allenfalls noch leicht feucht ist. Dies zeigt an, dass das Pressgut wirklich fast vollständig ausgepresst wurde – also wie viel Saft aus dem Obst und Gemüse gewonnen wurde. Die Motorleistung ist also ein entscheidendes Kriterium bei der Auswahl eines Entsafters.

Je langsamer das Mahlwerk malt, desto weniger Hitze entsteht, und umso mehr wertvolle Inhaltsstoffe bleiben im Saft enthalten. Hitze zerstört wertvolle Enzyme und Vitamine in Früchten und Gemüse. Kriterium Nummer zwei ist daher die Hitzeentwicklung des Gerätes.

Das dritte Kriterium ist die leichte Handhabbarkeit und vor allem die problemlose Säuberung eines Entsafters. Wenn das Säubern der Teile umständlich ist, wird einer der Hauptvorteile des Saftens, nämlich in kurzer Zeit vitamin- und vitalstoffreiche Nahrung zubereiten zu können, zunichte gemacht. Durchdachte Entsafter sollten daher leicht zerlegbar und die abnehmbaren Teile möglichst in der Spülmaschine zu reinigen sein.

Unser letztes Kriterium ist der Preis: Vor dem Kauf eines Entsafters sollte man sich zunächst darüber klar werden, wie viel man für das Gerät auszugeben bereit ist. Hier spielen Überlegungen eine Rolle, wie oft das Gerät eingesetzt wird und welche Menge Saft benötigt wird, ob also ein Single-Haushalt oder eine mehrköpfige Familie versorgt werden sollen. Im Folgenden sind drei Geräte in drei Preisklassen beschrieben, die in jedem Budget annehmbare Ergebnisse bringen.

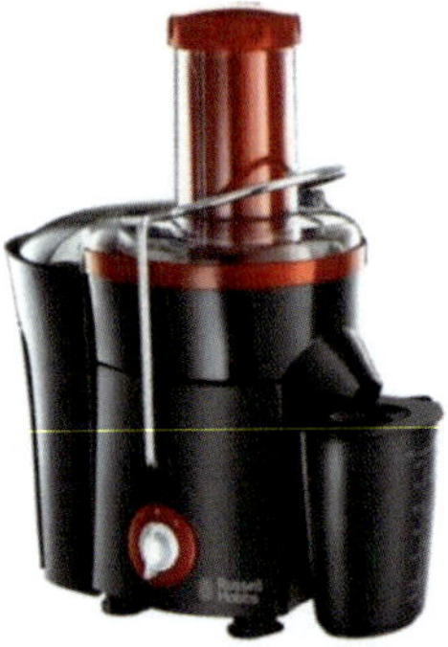

RUSSELL HOBBS 20360-56 DESIRE ENTSAFTER
69,99 Euro

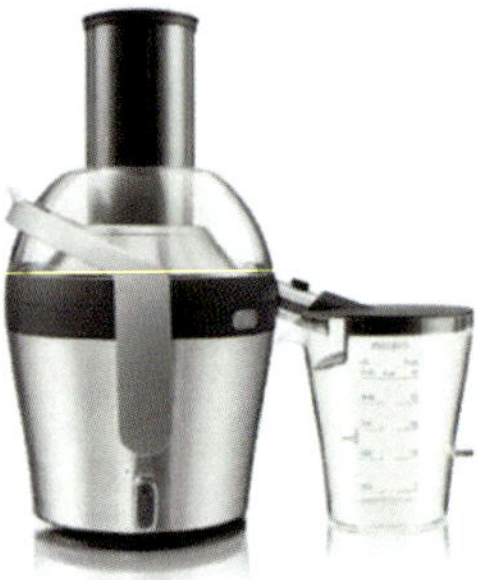

PHILIPS HR1871/10 AVANCE ENTSAFTER
78,99 Euro

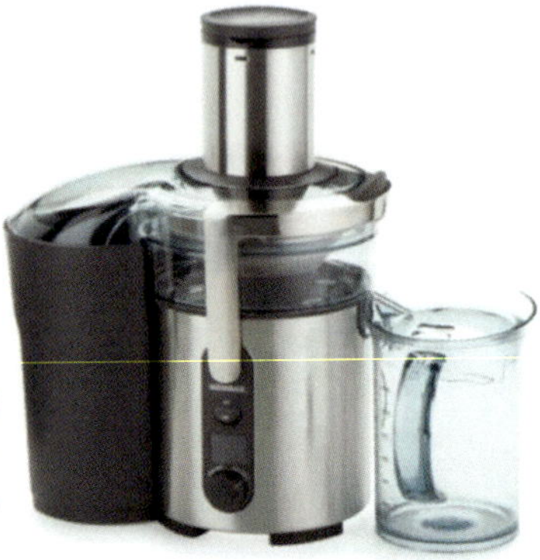

GASTROBACK 40128 DESIGN MULTI JUICER DIGITAL VSDC
239,90 Euro

Russell Hobbs 20360-56 Desire Entsafter

Preis: 69,99 Euro

Motorleistung: 550 Watt

Dieses Gerät im Preisbereich unter 100 Euro ist eine gute Alternative, wenn man eher weiche Früchte und Gemüse auspressen will oder ein Gerät in der günstigen Preisklasse sucht. Auch dieser Entsafter von Russell Hobbs verfügt über eine 2-Stufen Geschwindigkeitseinstellung. In die 75 mm große Einfüllöffnung passen auch größere Obst- und Gemüsestücke und sogar ganze Früchte. Der mitgelieferte Saftbehälter fasst 750 ml, der Fruchtfleisch-Auffangbehälter 2 Liter Volumen.

Die Saftausbeute ist auch bei diesem Gerät in der günstigeren Preisklasse in Ordnung, jedoch ist der Saft nicht so klar wie bei dem Spitzengerät von Gastroback. Wer sich an feinen Schwebeteilchen im Saft nicht stört, findet hier ein zweckmäßiges Gerät, das zuverlässig viel Saft presst und leicht zu handhaben ist. Alle zerlegbaren Teile sind spülmaschinenfest oder in wenigen Minuten von Hand zu reinigen.

Philips HR1871/10 Avance Entsafter

Preis: 159 Euro

Motorleistung: 1000 Watt

Dieser Entsafter von Philips ist vor allem auf praktisches Handling ausgerichtet: Der Hersteller verspricht eine Reinigungszeit von nur einer Minute bei Handreinigung, die aber in der Praxis nicht immer zu schaffen ist. Schneller und problemloser als bei vielen anderen Entsaftern geht die Reinigung aber allemal. Beim Philips HR1871/10 Avance gefällt auch das konsequent runde Design, bei dem sich nichts in Ecken und Kanten festsetzen kann, an die man nur schwer herankommt.

Was die Saftausbeute angeht, soll dieses Gerät 10 % mehr Saft aus der gleichen Menge Obst und Gemüse liefern wie andere Hochleistungsentsafter von Philips. Auch bei diesem Entsafter bleiben die Fruchtfleischrückstände sehr trocken zurück, werden also gründlich ausgepresst. Der Fruchtfleischbehälter ist besonders groß ausgelegt und fasst so viel Trester, dass man bis zu 2,5 Liter Saft auf einmal auspressen kann, ohne den Behälter leeren zu müssen. Wer nur eine Portion Saft auspressen will, setzt den mitgelieferten Ausgießer-Aufsatz auf, durch den die Flüssigkeit ohne Auffangbehälter direkt ins Glas fließt.

Durch die 80 mm breite Einfüllöffnung können auch hier viele Früchte und Gemüse ganz oder in sehr großen Stücken eingefüllt werden. Zwei Geschwindigkeiten hat der Philips HR1871/10 Avance zu bieten, eine langsamere Stufe für weiches Obst und Gemüse und eine schnellere für harte Stücke. Speziell für Zitrusfrüchte gibt es für das Gerät auch einen Zitruspressen-Aufsatz, es können aber auch ganze, geschälte Orangen, Mandarinen und andere Zitrusfrüchte einfach in den Einfüllstutzen gegeben und ausgepresst werden.

Dieses Gerät eignet sich für alle, die regelmäßig Saft auspressen wollen und gerne besonders schnell frischen Saft genießen wollen. Durch die vielseitigen Aufsätze wie dem Ausgießer und der

Zitruspresse und nicht zuletzt der blitzschnellen Reinigung ist dieser Entsafter ein besonders praktischer Alltagshelfer.

Gastroback 40128 Design Multi Juicer Digital VSDC

Preis: 239,90 Euro

Motorleistung: 1300 Watt

Dieses Gerät im Preissegment über 200 Euro ist empfehlenswert für Haushalte, die viel und oft entsaften. In die 80 mm breite XXL-Einfüllöffnung passen zum Beispiel mittelgroße Äpfel ganz hinein, sehr große Äpfel und andere große Früchte müssen allenfalls halbiert werden. Das spart Arbeit bei der Vorbereitung, da das Obst und das Gemüse kaum geschnitten werden muss. Durchdacht ist auch der mitgelieferte Stopfer. Dieser hat eine Führungsrille, wodurch er sich beim Hinunterdrücken des zu entsaftenden Materials nicht verkanten kann.

Der große Saft-Auffangkrug besitzt ein Fassungsvermögen von 1,2 Liter. Der starke Motor presst Obst und Gemüse erstens schnell und zweitens so gründlich, dass der Trester sehr trocken zurückbleibt. Die Geschwindigkeit des Entsafters kann in fünf Stufen zwischen 6500 und 13000 Umdrehungen pro Minute reguliert werden, die langsame und schonendere Stufe eignet sich für weiches, leicht zu entsaftendes Obst und Gemüse sowie schnellere Stufen für härtere Stücke wie zum Beispiel Quitten. Die Geschwindigkeit wird auf einer digitalen Anzeige angegeben, gleichzeitig werden Obstsorten angezeigt, für die sich diese Geschwindigkeit eignet. Der große Tresterbehälter dieses Gastroback Entsafters fasst ganze 3 Liter Rückstände.

Das Wichtigste, sprich der Saft, gelingt bei diesem Gerät dank des feinen Edelstahlsiebs sehr fein, ohne Fruchtrückstände und ohne nennenswerte Schaumentwicklung. Die Reibe ist titanbeschichtet, was eine lange Lebensdauer bei anhaltender Schärfe verspricht. Was die Reinigung betrifft, bleibt der Gastroback-Entsafter etwas hinter den beiden zuvor beschriebenen Geräten zurück. Das

Reinigen dauert etwas länger, die abnehmbaren Teile sind zwar spülmaschinenfest, sollten jedoch unbedingt entweder sofort gespült oder aber vorgereinigt werden, da die sehr trockenen Tresterreste sich sonst nur schlecht lösen lassen. Am besten gelingt die Reinigung unter fließendem Wasser mit der mitgelieferten Kunststoffbürste, was jedoch ein wenig mühsam ist. Dafür sind die Saftausbeute und die Qualität des Saftes ausgesprochen hoch und der gesamte Auspressvorgang geht trotz der etwas längeren Reinigungszeit alles in allem doch recht zügig.

6. Fruchtfleisch verwerten

Bei jedem Pressvorgang bleibt eine relativ große Menge Fruchtfleisch zurück. Zu schade zum Wegwerfen, denken Sie? Das sehe ich auch so, daher finden Sie hier ein paar Ideen, wie Sie die Fruchtfleisch-Reste verwerten können – man kann damit nämlich durchaus leckere Gerichte zaubern.

Kochen mit Gemüse-Fruchtfleisch

Vegetarische Burger

Hierzu eignen sich alle Arten von Gemüse-Fruchtfleisch, wie Rote Beete, Karotten, Kohl, Brokkoli, etc. Mischen Sie 500 ml Fruchtfleisch mit:

- 2 Eiern
- 1 kleinen, fein gehackten Zwiebel
- 1 fein gehackten Knoblauchzehe
- 1 Teelöffel getrockneter Petersilie
- ½ Teelöffel Salz
- ¼ Teelöffel Paprikapulver, scharf

Je nach Konsistenz noch ein paar Esslöffel Semmelbrösel hinzugeben und zu Bratlingen formen. Diese in heißem Öl in der Pfanne ausbraten.

Gemüsebrühe

Hierzu benötigen Sie etwa 500 ml Gemüse-Fruchtfleisch.

Etwa 1,5-2 Liter Wasser zum Kochen bringen, das Fruchtfleisch in das kochende Wasser geben und das Fruchtfleisch hineinzufügen. Salz, Pfeffer und Gewürze nach Geschmack hinzugeben. Für eine asiatisch angehauchte Brühe können Sie zum Beispiel Knoblauch, Koriander, Chili, Salz, Pfeffer und Zitronengras nehmen. Auf kleiner Flamme im zugedeckten Topf etwa 30-40 Minuten leicht köcheln, danach durch ein feines Sieb passieren.

Karottenkuchen oder Muffins

Sie können das Gemüse-Fruchtfleisch auch zum Backen verwenden. Das feine Fruchtfleisch lässt sich ganz ausgezeichnet den verschiedensten Backrezepten hinzugeben. Hier ein schnelles Rezept für Karotten-Rührkuchen oder Karotten-Muffins:

- 200 g Mehl
- 25 g Leinsamenschrot
- 2 Esslöffel Honig
- 250 ml Karotten-Fruchtfleisch oder Apfel-Karotte gemischt
- 1 TL Vanilleextrakt
- 2 Eier
- 100 g Haselnüsse, gemahlen
- ½ TL Salz
- ½ TL Backpulver

Die Eier mit dem Honig schaumig schlagen, Mehl, Backpulver, Leinschrot und Nüsse trocken verrühren und zusammen mit allen anderen Zutaten zu den Eiern geben, zu einem Rührteig vermengen und 5 Minuten weiter rühren, dann in eine Kastenform oder Muffinformen füllen und im Backofen bei 180°C etwa 20 Minuten (Muffins) oder 30-40 Minuten (Kuchen) backen, den Garzustand mit einem Stäbchen prüfen. Wenn sich das Stäbchen sauber herausziehen lässt, ohne dass Teig daran haften bleibt, sind Muffins oder Kuchen fertig.

Aufbewahrung

Übrig gebliebenes Fruchtfleisch muss nicht sofort verwertet werden. Es lässt sich für die spätere Verwendung auch gut einfrieren. Dazu ein paar Sekunden in kochendem Wasser blanchieren, abtropfen lassen, in Gefrierbeutel füllen, möglichst viel Luft herausdrücken und einfrieren. So hält sich das Fruchtfleisch etwa drei Monate im Gefrierschrank.

7. Saftideen – 30 Rezepte

Nur wird's praktisch. Nachdem wir uns ausgiebig mit den Vorteilen des Saftens beschäftigt haben, gehen wir nun zum praktischen Teil über. Haben Sie Lust auf frische Frucht- und Gemüsesäfte voller Vitalität bekommen? Dann finden Sie in diesem Rezeptteil garantiert die richtige Anregung, um sich gleich ins Saftvergnügen zu stürzen.

Anmerkung zu Nährwertangaben: Der Nährwert verschiedener Obst- und Gemüsesäfte ist sehr ähnlich, daher finden Sie keine genauen Kalorienangaben bei den einzelnen Rezepten. Als Faustregel gilt: Fruchtsäfte enthalten ca. 45-55 Kalorien pro 100 ml und Gemüsesäfte 15-25 Kalorien pro 100 ml, gemischte Säfte enthalten je nach Frucht- oder Gemüseanteil in etwa zwischen 30 und 45 Kalorien pro 100 ml.

SÄFTE ZUM ABNEHMEN

Diese Säfte eignen sich zum Abnehmen, da sie Stoffwechsel und Fettverbrennung anregen und besonders kalorienarm sind.

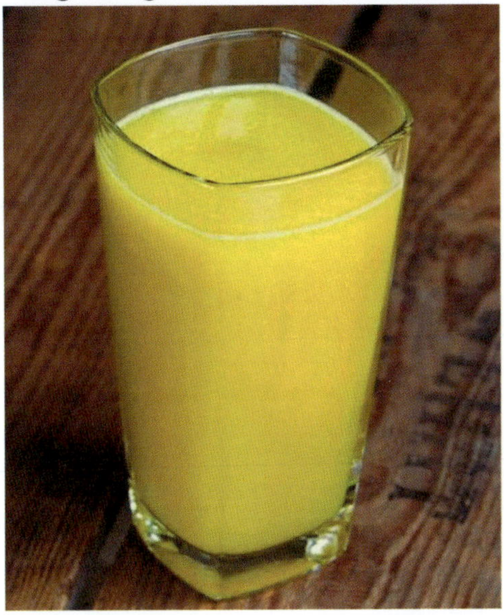

ANANAS-INGWER-LIMETTENSAFT MIT GURKE

Zutaten:

- 1 Ananas
- ½ Limette
- ½ Salatgurke
- 1 Stück Ingwerwurzel (ca. 10 g)
- 1 Messerspitze Chilipulver (optional)

Ergibt etwa 2 Gläser Saft

Alle Zutaten in den Entsafter geben und entsaften.

Tipp: Ananas enthält Enzyme, die die Fettverbrennung anregen, Gurke wirkt entwässernd, die Limette wirkt regulierend auf den Blutzuckerspiegel und Ingwer wirkt blutreinigend und stoffwechselfördernd. Wer möchte, kann diesen Effekt noch durch Zugabe von etwas Chilipulver verstärken.

Wassermelonen-Radieschen-Apfelsaft

Zutaten:

- ½ Wassermelone
- 3 Äpfel
- 3-5 mittelgroße Radieschen

Ergibt etwa 3-4 Gläser Saft

Dieser erfrischend pikante Obst-Gemüsesaft wirkt entwässernd und blutreinigend.

Grapefruit-Sellerie-Ananassaft

Zutaten:

- 2 Grapefruits
- 2 Stangen Sellerie
- 1 Ananas

Ergibt etwa 4 Gläser Saft

Die Grapefruit schälen und mit möglichst vielen weißen Anteilen in den Entsafter geben, den Sellerie und die Ananas ebenfalls entsaften.

Diese Saftmischung fördert die Fettverbrennung und wirkt regulierend auf den Blutzuckerspiegel.

Minze-Apfel-Gurkensaft mit Beeren

Zutaten:

- 6 Äpfel
- 2 Salatgurken
- 1 Bund frische Minze
- 1 kleine Handvoll frische Beeren nach Saison (Erdbeeren, Blaubeeren, Stachelbeeren, Himbeeren, Johannisbeeren, Brombeeren, Maulbeeren, etc.)

Ergibt etwa 3 Gläser Saft

Dieser sommerlich-frische Saft schmeckt herrlich durch die Geschmacksnuancen der Beeren und der Minze, entwässert und fördert den Stoffwechsel.

ROTE BEETE-KAROTTENSAFT

Zutaten:

- 4 Karotten
- 1 Rote Beete
- 1 Messerspitze Chilipulver
- ½ Teelöffel kaltgepresstes Pflanzenöl (optional)

Ergibt etwa 2 Gläser Saft

Dieser klassische Gemüsesaft wirkt wohltuend auf den Darm und fördert die Aufnahme wichtiger Nährstoffe, wodurch das Hungergefühl eingedämmt wird. Außerdem wirkt er entschlackend und blutreinigend.

Tipp: Um das Vitamin A aus dem Gemüse optimal zu nutzen, sollten Sie eine Handvoll Nüsse zu dem Saft essen oder einen Spritzer Sesam- Leinsamen- oder anderes kaltgepresstes Öl hineingeben – keine Sorge, wertvolle pflanzliche Öle sind in kleinen Mengen keine Dickmacher, sondern liefern essentielle Fettsäuren, die der Körper braucht.

KAROTTEN-HIMBEERSAFT

Zutaten:

- 8-10 Karotten
- 200g frische Himbeeren

Ergibt etwa 4 Gläser Saft

Diese sommerliche Variante eines Karottensaftes bietet durch die fein säuerlichen Himbeeren ein interessantes Aroma, das hervorragend zu den Karotten passt. Die Karotten gründlich waschen und leicht schälen. Karotten, die für Babynahrung geeignet sind, müssen nicht geschält, sondern nur gewaschen werden. Die Karotten zusammen mit den Himbeeren entsaften.

Blaubeer-Apfel-Gurkensaft

Zutaten:

- 3 Salatgurken
- 2 Äpfel
- 250 g Blaubeeren

Ergibt etwa 3-4 Gläser Saft

Die Gurken gründlich waschen und leicht schälen. Die Gurken zusammen mit den Äpfeln und den Blaubeeren entsaften. Dieser herrlich aromatische Saft entwässert, die Antioxidantien aus den Blaubeeren schützen die Zellen.

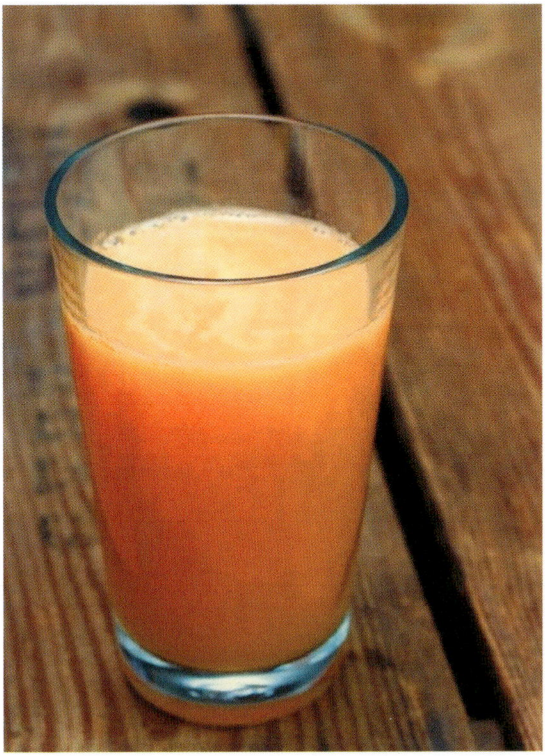

Grapefruit-Ingwer-Pflaumensaft

Zutaten:

- 2 Grapefruits
- 1 Orange
- 500 g Pflaumen
- 1 Stück frische Ingwerwurzel (ca. 10 g)

Ergibt etwa 2 Gläser Saft

Die Grapefruits und die Orangen schälen, dabei die weißen Häute intakt lassen, diese sind besonders gesund. Die Pflaumen entkernen. Alle Zutaten entsaften. Der Saft wirkt regulierend auf die Darmtätigkeit und den Blutzuckerspiegel.

Tomate-Sellerie-Chilisaft

Zutaten:

- 500 g Tomaten
- 1 Sellerieknolle
- 1 Messerspitze Chilipulver

Ergibt etwa 2 Gläser Saft

Die Sellerieknolle schälen und halbieren. Tomaten und Sellerieknolle entsaften, danach das Chilipulver in den fertigen Saft rühren. Dieser Saft wirkt entwässernd und anregend auf den Stoffwechsel, wodurch mehr Kalorien verbrannt werden.

Säfte zum Entgiften und Saftfasten

In diesem Abschnitt finden Sie einige Säfte, die sich besonders gut für Saftkuren eignen und den Körper von Giftstoffen reinigen. Gemüse mit Bitterstoffen sowie wenig säurehaltige Obst- und Gemüsesorten bringen den pH-Wert ins Gleichgewicht und fördern die Tätigkeit der Entgiftungsorgane Leber und Nieren. Eine Ausnahme sind die Zitrussäfte aus Grapefruit und Zitronen, die trotz ihres hohen Säuregehalts ebenfalls einen wichtigen Beitrag zur Entgiftung leisten können.

Rote Beete-Sellerie-Zitronensaft

Zutaten:

- 3-4 Knollen Rote Beete
- 2 Stangen Sellerie
- ½ Zitrone

Ergibt etwa 2 Gläser Saft

Die Rote Beete-Knollen gut waschen und mit Schale entsaften. Die halbe Zitrone schälen, die weiße Haut intakt lassen und ebenfalls entsaften, zum Schluss den Sellerie entsaften, so lässt sich der Entsafter leichter reinigen. Dieser Saft wirkt blutreinigend und liefert besonders viele wertvolle Mineralstoffe wie zum Beispiel Eisen.

Tipp: Das Fruchtfleisch, das beim Pressen dieses Saftes zurückbleibt, ist besonders gut für die Gemüsebratlinge im Kapitel Resteverwertung geeignet.

Artischocken-Grapefruit-Weintraubesaft

Zutaten:

- 4 Artischocken mit Stiel und Blättern
- 2 Grapefruits
- 400 g Weintrauben

Ergibt etwa 2 Gläser Saft

Wichtig für die Zubereitung dieses Safts ist, dass an den Artischockenknospen ein Stück Stiel mit Blättern vorhanden ist, damit das Entsaften gelingt. Schneiden Sie die harten Blattspitzen senkrecht zum Stiel mit einem scharfen Messer ab, bevor Sie die Artischocken in den Entsafter geben. Die Grapefruits schälen und zusammen mit den Weintrauben ebenfalls entsaften. Die Menge an Artischockensaft ist vergleichsweise gering, verleiht dem süßlich-fruchtig-herben Getränk jedoch eine deutlich bittere Note, die gut zur Süße der Weintrauben passt und besonders reinigend auf die Leber wirkt.

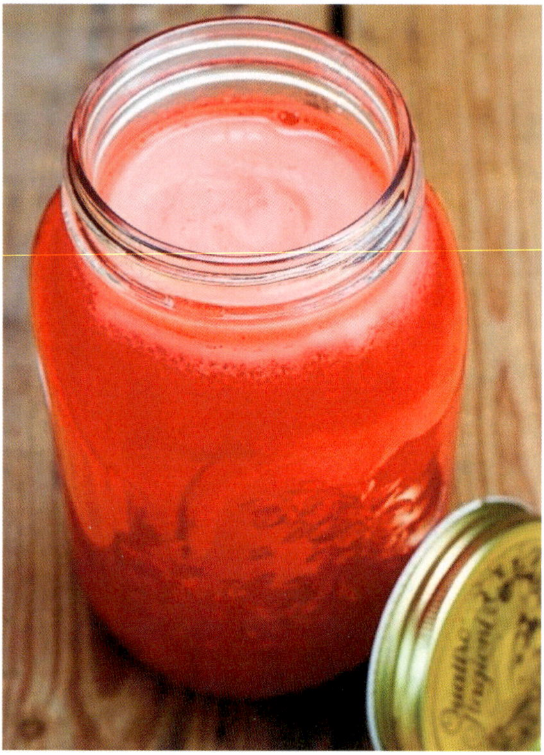

Wassermelonen-Limettensaft

Zutaten:

- ½ Wassermelone
- 1 Limette
- 2 Zweige Zitronenmelisse
- 1 kleines Stück frischer Ingwer (ca. 5 g)

Ergibt etwa 4 Gläser Saft

Die Limette schälen, die Wassermelone ebenfalls schälen, in Stücke schneiden und zusammen mit den Gewürzen entsaften.

Dieser äußerst erfrischende, leicht säuerlich-scharfe Saft schmeckt im Sommer bei heißen Temperaturen toll. Er entwässert den Körper, regt die Lebertätigkeit und damit die Entgiftung des Körpers an und reguliert den Blutzuckerspiegel.

Apfel-Gurke-Kohlsaft

Zutaten:

- 3 mittelgroße Äpfel
- 2 Salatgurken
- ½ Kopf Weißkohl

Ergibt etwa 2 Gläser Saft

Alle Zutaten nacheinander durch den Entsafter geben.

Dieser gemischte Obst-Gemüsesaft liefert viele Mineralstoffe. Das Pektin aus dem Apfelsaft beruhigt und entgiftet den Darm, die Gurke entwässert und der Weißkohl liefert reichlich Mineralien und bringt den pH-Wert im Darm und im ganzen Körper wieder ins Gleichgewicht.

Zitrone-Birne-Minzesaft mit grünem Tee

Zutaten:

- 1 Bund frische Minze
- 2 Zitronen
- 3 Birnen
- 1 Tasse grüner Tee, abgekühlt

Ergibt etwa 2 Gläser Saft

Die Zitronen schälen, die weiße Haut intakt lassen. Zitronen, Minze und Birne entsaften, mit dem grünen Tee aufgießen.

Die Süße stammt bei diesem Saftgetränk aus den Birnen, die gleichzeitig jede Menge Mineralstoffe liefern. Die entwässernden, entgiftenden und antioxidativen Eigenschaften werden noch durch den grünen Tee ergänzt.

Karotten-Apfelsaft mit Ingwer

Zutaten:

- 6 Äpfel
- 8 große Karotten
- 1 Stück frischen Ingwer (10 g)

Ergibt etwa 4 Gläser Saft

Die Karotten leicht schälen, alle Zutaten waschen und entsaften.

Diese Variante des klassischen Karotten-Apfelsaftes bekommt durch den Ingwer eine säuerlich-pikante Geschmacksnote. Der Saft wirkt darmreinigend, bringt den pH-Wert im Darm wieder ins Gleichgewicht und wirkt blutreinigend.

Säfte bei Diabetes

Diabetiker müssen insbesondere auf den Zuckergehalt der Säfte achten. Viele süße Fruchtsäfte eignen sich nicht für Diabetiker. Daher greifen wir in diesem Abschnitt vorwiegend auf Gemüsesäfte zurück und peppen diese geschmacklich mit ein wenig Frucht auf. Auch für Nicht-Diabetiker bieten diese Säfte interessante neue Geschmackskompositionen.

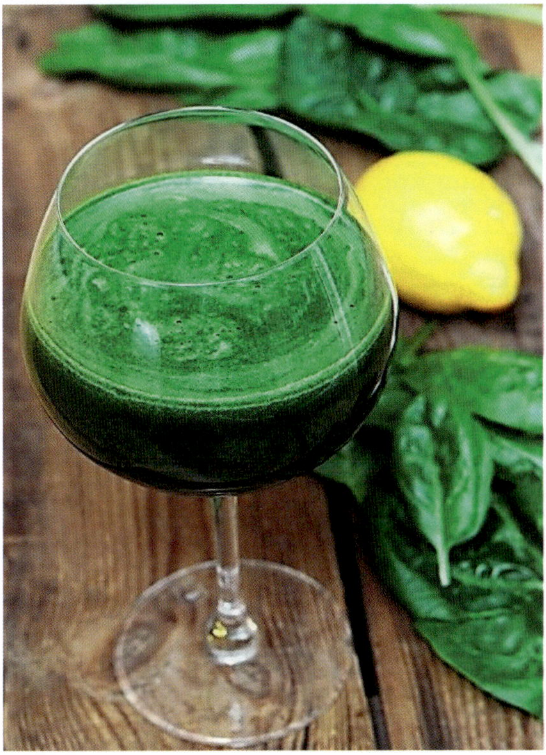

Blaubeer-Spinatsaft

<u>Zutaten:</u>

- 300g Blaubeeren
- 1 kg Spinat
- 1 Spritzer Zitronensaft

Ergib etwa 2 Gläser Saft

Blaubeeren und Spinat waschen und entsaften, mit Zitronensaft abschmecken.

Ob Blaubeeren Diabetes Typ II rückgängig machen können, ist fraglich. Der Genuss der mineralstoffreichen Beeren ist jedoch für Diabetiker geeignet, da sie relativ kohlehydratarm sind.

GRÜNER GURKEN-APFELSAFT

Zutaten:

- 2 Salatgurken
- 4 saure grüne Äpfel (Granny Smith)
- 1 Zweig Zitronenmelisse

Ergibt etwa 2 Gläser Saft

Die Gurke und die Äpfel waschen und zusammen mit der Zitronenmelisse entsaften. Die Melisse sorgt für eine feine Geschmacksnote dieses erfrischenden, leicht säuerlichen Saftes.

TOMATENSAFT MIT KICK

Zutaten:

- 1 kg Tomaten
- 1 Bund Radieschen
- ¼ TL Chilipulver

Ergibt etwa 4 Gläser Saft

Tomaten und Radieschen waschen, entsaften und mit dem Chilipulver abschmecken.

Dieser leckere, leicht scharfe Saft senkt durch den hohen Tomatenanteil den Blutzuckerspiegel. Die scharfen Öle aus den Radieschen regen Lebertätigkeit und Stoffwechsel an.

Gurke-Tomate-Rucolasaft

Zutaten:

- 1 große Salatgurke
- 500 g Tomaten
- 500 g frischen Rucola
- ½ Bund frische Petersilie

Ergibt etwa 2 Gläser Saft

Alle Zutaten waschen und entsaften.

Ein reiner, für Diabetiker gut geeigneter Gemüsesaft, der sich positiv auf den Blutzuckerspiegel auswirkt.

Grünkohl-Orangensaft

Zutaten:

- 1 Kopf Grünkohl
- 1 kg Orangen

Ergibt etwa 4 Gläser Saft

Den Grünkohl waschen und grob schneiden, die Orangen schälen, die weiße Haut intakt lassen. Alles entsaften.

Orangen gehören zu den für Diabetiker unbedenklichen Früchten und verleihen diesem gemischten Obst-Gemüsesaft eine feine fruchtige Note. Durch die Säure hält sich dieser Saft im Kühlschrank relativ gut und man kann gleich eine größere Menge pressen.

Säfte für schöne Haut

Die Haut ist das größte Entgiftungsorgan. Dies macht sich leider auch häufig in Hautunreinheiten bemerkbar. Mit diesen Säften können Sie Ihre Haut wirksam reinigen. Außerdem sind Säfte mit reichlich Antioxidantien ein wahrer Jungbrunnen und wirksam gegen frühzeitige Faltenbildung.

Karotten-Tomaten-Spinatsaft

Zutaten:

- 6 Karotten
- 500 g Tomaten
- 1 kg frischen Spinat
- 1 Prise Pfeffer
- 1 Spritzer Zitronensaft

Ergibt etwa 4 Gläser Saft

Die Karotten gründlich waschen und leicht schälen, für Babynahrung geeignete Karotten müssen nur gewaschen, nicht geschält werden. Den Spinat waschen und putzen. Die Tomaten waschen. Alle Gemüsesorten entsaften, mit Pfeffer und Zitronensaft abschmecken.

Tomaten und Karotten enthalten viel Vitamin A, das die Hautzellen schützt und sogar als milder Lichtschutzfaktor funktioniert. Zusätzlich klären die Mineralstoffe aus dem Spinat die Haut.

Brunnenkresse-Erdbeer-Spinatsaft

Zutaten:

- 1 kg Spinat
- 500 g Erdbeeren
- 250 g Brunnenkresse

Ergibt etwa 2 Gläser Saft

Alle Zutaten waschen und entsaften.

Dieser Saft ist ein regelrechtes Powerpaket für die Haut. Die entgiftenden Eigenschaften der Brunnenkresse klären die Haut, Erdbeeren und Spinat liefern Antioxidantien und wertvolle Mineralstoffe für ein jugendliches Aussehen. Dieser entschlackende Saft kann auch unterstützend bei einer Akne-Behandlung eingesetzt werden.

Brombeer-Gurkensaft

Zutaten:

- 500 g frische Brombeeren
- 2 Salatgurken

Ergibt etwa 2 Gläser Saft

Alle Zutaten waschen und entsaften.

Ein sommerlicher, sehr erfrischender Saft mit vielen Antioxidantien, die sich reinigend und straffend auf die Haut auswirken.

Karotten-Rote-Beete-Orangensaft

Zutaten:

- 8 Karotten
- 2 große Knollen Rote Beete
- 2 Orangen

Ergibt etwa 3 Gläser Saft

Die Karotten und die Knollen Rote Beete leicht schälen, die Orangen schälen, die weiße Haut intakt lassen, alle Zutaten entsaften.

Dieser Saft ist ein hervorragender Vitamin-A-Lieferant, das für schöne, glatte Haut sorgt. Das Vitamin C aus den Orangen schützt gleichzeitig vor Hautalterung – ein idealer Frühstückssaft, der zusammen mit ein paar Nüssen verzehrt oder mit ein wenig Pflanzenöl ergänzt werden sollte, um das Vitamin A besser aufschließen zu können.

APFEL-BLAUBEER-LIMETTESAFT

Zutaten:

- 4 Äpfel
- 400 g Blaubeeren
- 1 Limette
- 1 Zweig Zitronenmelisse (optional)

Ergibt etwa 3 Gläser Saft

Die Limette schälen, die weiße Haut intakt lassen. Zusammen mit den Äpfeln und den Blaubeeren entsaften. Wie alle Beeren liefern Blaubeeren herrlich viele Antioxidantien. Apfel und Limette verfeinern das Aroma.

TOMATE-KIWISAFT

Zutaten:

- 500 g Tomaten
- 300 g Kiwis
- 1 Messerspitze Chilipulver

Ergibt etwa 3 Gläser Saft

Die Kiwis schälen und zusammen mit den Tomaten entsaften, mit dem Chilipulver abschmecken.

Dieser fruchtig-säuerliche Saft glättet und klärt durch seinen hohen Gehalt an den Vitaminen A und C die Haut. Durch das Chilipulver erhält er seinen besonderen Pfiff.

Granatapfel-Birnensaft

Zutaten:

- 500 g Granatäpfel
- 1 kg Birnen

Ergibt etwa 4 Gläser Saft

Die äußere Schale von den Granatäpfeln abschälen, dann ganz mit den Birnen in den Entsafter geben.

Granatäpfel gehören zu den Früchten, die am meisten wertvolle Antioxidantien liefern, welche der Hautalterung entgegenwirken. Durch die Birne enthält der Saft ein besonders feines Aroma und darüber hinaus viele Mineralstoffe.

Säfte für mehr Energie und Vitalität

Säfte sind eine ausgezeichnete Möglichkeit, Vitamine und Mineralstoffe zu tanken. In einem einzigen Glas Saft nehmen Sie zum Beispiel das Vitamin C von drei bis vier Orangen zu sich. Die folgenden Säfte sind richtige Vitalpakete, die sich auch als Zwischenmahlzeit oder schnelles Frühstück eignen.

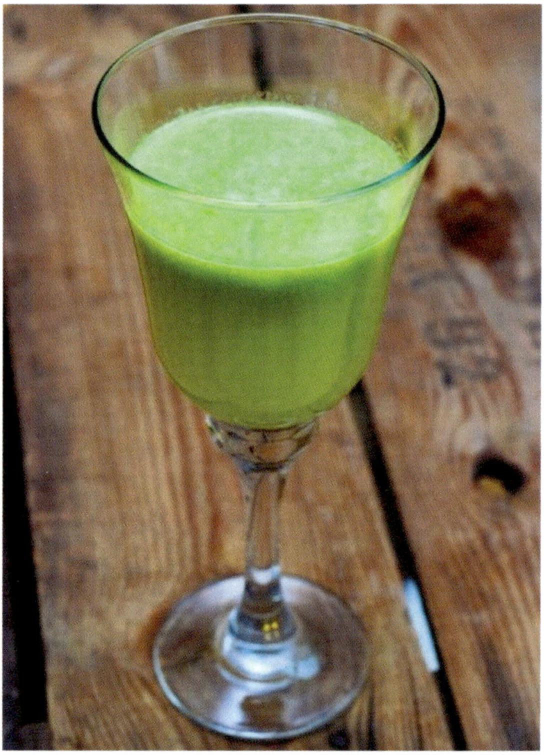

Kiwi-Apfelsaft

Zutaten:

- 5 grüne Äpfel (Golden Delicious o. ä.)
- 500 g reife Kiwis

Ergibt etwa 3 Gläser Saft

Die Kiwis schälen und zusammen mit den Äpfeln entsaften.

Dieser Saft liefert zu jeder Tageszeit einen willkommenen Vitaminschub. Äpfel und Kiwis sollten reif sein, damit der Saft nicht zu sauer wird.

Orangen-Pfirsich-Mangosaft

Zutaten:

- 2 feste Mangos
- 1 kg Orangen
- 500 g Pfirsiche

Ergibt etwa 5 Gläser Saft

Die Orangen schälen, die weiße Haut intakt lassen. Die Mangos schälen. Alle Zutaten entsaften.

Dieser herrlich appetitliche, orangefarbene Saft liefert reichlich Vitamin C und Fruchtenzyme.

Sellerie-Gurke-Karottensaft

Zutaten:

- 2 Salatgurken
- 1 Knolle Sellerie
- 6-8 Karotten, je nach Größe

Ergibt etwa 2 Gläser Saft

Die Karotten und die Sellerieknolle leicht schälen, alle Zutaten entsaften.

Ein Gemüsesaft, der voller Mineralstoffe und Vitamin A und C steckt.

Rote-Beete-Orange-Selleriesaft

Zutaten:

- 4 Knollen Rote Beete
- 2 Stangen Sellerie
- 4-6 Orangen

Ergibt etwa 4 Gläser Saft

Die Orangen schälen, die weiße Haut intakt lassen, Rote Beete gründlich waschen, evtl. leicht schälen. Alle Zutaten entsaften.

Dieser Saft liefert viel Eisen und Vitamin C und ist ein herrlicher Muntermacher.

Saftrezept Nr.31

Haben Sie ein Saftrezept, das Sie unbedingt mit anderen Lesern teilen möchten? Dann können Sie dieses Buch aktiv mitgestalten. Schreiben Sie mir hierfür einfach Ihr Rezept an sommer@indie-autor.de .

8. ABSCHLIESSENDE WORTE

Zum Abschluss möchte ich noch ein paar Fragen besprechen, die beim täglichen Entsaften auftreten können.

WAS TUN, WENN ...

Im Grunde ist die Saftzubereitung sehr einfach und mit ein wenig Routine in wenigen Minuten zu bewerkstelligen, vom Einfüllen des Pressgutes bis zum gereinigten Entsafter. Ein paar Schwierigkeiten können jedoch auftreten, die sich mit ein wenig Vorausdenken vermeiden lassen:

Eingetrocknete Tresterreste im Entsaftersieb. Dies passiert zum Beispiel, wenn man die Teile in die Spülmaschine räumt und bis zum Einschalten der Maschine noch etwas Zeit vergeht. In dieser Zeit trocknen die Reste im Sieb an und lassen sich nur schwer lösen. Dies geschieht bei hochwertigeren Entsafter eher, aufgrund des trockeneren Tresters. Vermeiden lässt sich dies ganz einfach, indem man alle beweglichen Teile sofort nach Verwendung unter fließendem Wasser mit einer Bürste spült. Diese Art der Reinigung ist bei den meisten Entsaftern die schnellste und effektivste.

Zu viel Abfall? Beim Entsaften entsteht eine Menge Fruchtfleischabfall. Im Kapitel Resteverwertung haben Sie bereits einige Ideen erhalten. Gemüseburger oder Brühe lassen sich auch in großen Mengen herstellen und dann einfrieren. Das Fruchtfleisch kann auch vielen weiteren Gerichten einfach zugegeben werden, zum Beispiel Reispfannen, Eintöpfen oder Aufläufen. Wenn es immer noch zu viel ist, kann das Fruchtfleisch kompostiert werden.

Schimmelbildung und/oder Kippen des Safts bei der Lagerung. Dies kann passieren, wenn die Gefäße nicht absolut sauber und keimfrei sind. Glasbehälter am besten im heißen Programm in der Spülmaschine spülen oder zum sterilisieren 10 Minuten lang in heißes Wasser geben. Nach der Verwendung immer gründlich ausspülen.

Wurde Ihre Frage nicht beantwortet? Dann schreiben Sie mir einfach jetzt eine kurze Nachricht an sommer@indie-autor.de

WEITERFÜHRENDES

Wenn Ihnen dieses Buch gefallen hat, interessiert Sie vielleicht auch das weiterführende Smoothie-Buch, welches in Kürze veröffentlicht wird.

Smoothies sind im Allgemeinen eine willkommene Ergänzung und Erweiterung des Saftens, da hier kein Entsafter verwendet sondern alle Zutaten im Mixer püriert werden. Damit können auch Früchte und Gemüsesorten verwendet werden, die beim Saften durch ihre Beschaffenheit leider ausfallen, wie zum Beispiel Bananen oder Avocados, die sich nur schwer bis gar nicht entsaften lassen. Auch werden in Smoothies die ganzen Früchte und Gemüse verwendet, sodass die Ballaststoffe erhalten bleiben und kein Abfall entsteht. Daher eignen sich Smoothies hervorragend für eine mehrtägige Kur, ohne dass Mangelerscheinungen auftreten.

Wenn Sie neugierig geworden sind, finden Sie im bald erscheinenden Buch eine ebensolche Smoothie-Kur, die entschlackt, garantiert nicht hungrig macht und ein hervorragender Einstieg in eine Ernährungsumstellung ist. Wenn Sie dieses Buch kostenlos herunterladen möchten, dass tragen Sie sich in meinen Newsletter ein unter:

www.indie-autor.de/sommer

Über die Autorin

Johanna Sommer stammt aus der schönen Eifel und entdeckte bereits früh die Heilkraft von Natur und Pflanzen. Heute betreibt sie eine naturheilkundliche Praxis. Sie betreut seit 1996 als Ernährungs- und Diätberaterin Patienten, die über chronische Müdigkeit, Hautprobleme, Übergewicht und andere sogenannte Zivilisationskrankheiten klagen. Während der Arbeit mit ihren Patienten kam sie immer wieder an den einen Punkt zurück, nämlich, dass Gesundheit bei einer gesunden Ernährung beginnt und endet. Wenn dieser Grundpfeiler nicht gegeben ist, sind die Behandlungsmöglichkeiten in den meisten Fällen stark eingeschränkt.

Aus diesem Grund begab sich die Autorin auf die Suche nach einfachen und für jeden durchführbare Möglichkeiten, wie Menschen ihre Ernährung sinnvoll ergänzen können – fernab von künstlichen Vitaminpillen oder Präparaten, die den Organismus nur noch mehr belasten. Sie entwickelte Ernährungs- und Diätprogramme, die gesundheitliche Probleme an der Wurzel packen.

Auch über die Ernährung hinaus verfolgt Johanna Sommer einen ganzheitlichen Ansatz bei der Behandlung von Krankheiten und bedient sich dabei verschiedener, bewährter naturheilkundlicher Therapien und Methoden.

Schreiben Sie mir gerne Ihre Eindrücke und Wünsche zukünftiger Inhalte, ich freue mich über jede konstruktive Zuschrift.

sommer@indie-autor.de

Möchten Sie als Erster dabei sein, wenn mein nächstes Buch veröffentlicht wird, dann besuchen Sie die folgende Seite und tragen sich in meinen persönlichen Newsletter ein:

www.indie-autor.de/sommer

Eine kleine Bitte zum Abschluss

Wenn Ihnen dieses Buch gefallen hat, können Sie Ihre Eindrücke und Kritik gerne mit einer kurzen Rezension auf Amazon.de an die anderen Leser weitergeben. Auch für mich ist Ihr Feedback wichtig, um Wünsche und Anregungen mit in das nächste Buch zu nehmen. Ich lese jede Bewertung und versuche, Ihre Ideen bestmöglich umzusetzen.

Herzlichen Dank für Ihre Unterstützung!

Ihre Johanna Sommer

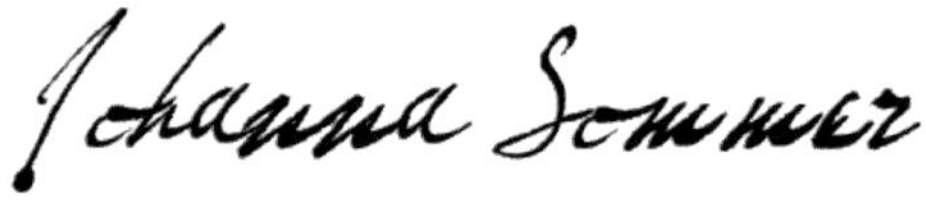

7712101R00031

Printed in Germany
by Amazon Distribution
GmbH, Leipzig